APERÇU ANALYTIQUE

DES QUALITÉS

DES EAUX MINÉRALES

DE FONSANCHE,

ET

DES CIRCONSTANCES

DANS LESQUELLES

CETTE EAU A EU LE PLUS D'EFFICACITÉ.

> Le charlatanisme ne saurait
> résister à la vérité.

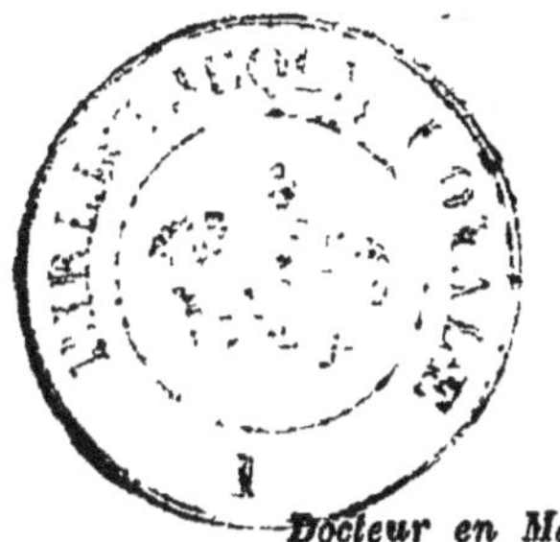

PAR GUSTAVE BLOUQUIER,

Docteur en Médecine de la Faculté de Montpellier, Membre du Cercle Chirurgical de la même ville, Membre correspondant des Sciences Médicales de France, Médecin-Vaccinateur du Canton de Saint-Hippolyte-du-Fort, Chirurgien de l'Hospice Civil et Militaire de la même ville et Médecin-Inspecteur des Eaux Minérales de Fonsanche, etc., etc.

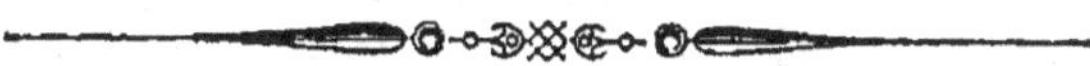

NIMES,

IMPRIMERIE BALLIVET ET FABRE,

RUE DE L'HÔTEL-DE-VILLE, 11.

1844.

APERÇU ANALYTIQUE

DES QUALITÉS

DES EAUX MINÉRALES

DE FONSANCHE,

ET

DES CIRCONSTANCES

DANS LESQUELLES

CETTE EAU A EU LE PLUS D'EFFICACITÉ.

La plupart des médecins qui ont écrit sur les eaux minérales en ont souvent exagéré ou trop étendu les propriétés. Il semble que chacun, dans la source dont il a observé les effets, ait voulu trouver un remède à presque tous les maux. Cet abus est cependant bien loin de produire aux yeux des médecins instruits l'effet que l'on attend. Les remèdes les plus efficaces, ceux dont l'action est la plus certaine, ne sont pas ceux que l'on emploie indifféremment contre un grand nombre de maladies ; mais ceux au contraire qui n'étant propres à remplir qu'un petit nombre d'indications bien déterminées, trompent rarement l'attente du médecin lorsqu'il sait les employer à propos.

Le désir de répondre aux vues philantropiques de l'Autorité administrative du département du Gard, qui m'a désigné à Monsieur le Ministre de l'Agriculture et du Commerce, à l'effet de continuer et étendre la situation déjà prospère de l'établissement thermal de Fonsanche, a été un puissant motif pour me faire entreprendre un travail dirigé dans un but utile et fruit d'observations lentes est réfléchies. En les livrant au public, je dois déclarer que je cède aux instances de ma clientèle et à celles de plusieurs médecins mes collègues, dont les déclarations trop flatteuses, peut-être, sont pour moi des motifs d'encouragement plutôt que de puérile vanité.

Dans la première partie de cette notice, je ferai connaître les qualités physiques et la composition chimique de cette eau minérale, ainsi que de ses propriétés médicales et de la préparation aux bains et du régime à suivre. Enfin, je terminerai par des observations recueillies avec la plus scrupuleuse exactitude et qui doivent exciter un juste intérêt.

A la sortie de la source, l'eau est limpide, charriant pourtant quelques glairines, matière végéto-animale, qui s'attachent aux parois de la source. Elle est éminemment onctueuse au toucher, exhale une odeur d'œufs couvés ; sa saveur est douçâtre.

Sa température varie de 25 à 27 degrés centigrades.

Elle contient :
Un peu de silice,
Un carbonate alcalin,
Des muriates,
Des sulfates de soude et de magnésie,
Une matière extractive et une grande quantité d'hydrogène sulfuré.

C'est donc parmi les eaux sulfureuses thermales qu'elle doit être classée. On l'emploie particulièrement dans les maladies de la peau. C'est l'opinion du célèbre professeur Astruc, de l'Université de Montpellier, que nous ne saurions trop recommander aux méditations des médecins et des malades qu'ils dirigent..

« Il existe, dit *Astruc*, dans le diocèse de Nimes, » entre Sauve et Quissac, une source que l'on nomme » Fonsange; elle est sujette à des interruptions ré-» glées (intermittences) qui l'ont fait passer pour » une source à flux et reflux. Chaque écoulement, » après s'être arrêté pendant cinq à six heures, re-» prend pendant quinze ou seize.

» Ces eaux minérales sont tempérées de leur na-» ture ; on les emploie pour les bains après les avoir » fait chauffer et on les boit aussi comme les autres » eaux minérales. Elles sont employées dans diverses » maladies et acquierront une grande célébrité lors-» qu'elles seront mieux connues.

» Prises en boisson, leur propriété est favorable » aux maladies de poitrine ; elles ne pincent ni aga-» cent les poumons ; elles détergent et consolident » les ulcérations ; celles des reins, de la vessie, en » ressentent les heureux effets.

» Prises en bains elles sont miraculeuses pour tou-» tes les maladies de la peau, les paralysies, les » rhumatismes, la sciatique et pour certaines mala-» dies des yeux, en les lavant plusieurs fois le jour » avec cette eau tiède et en y posant dessus pendant » la nuit la boue qui se ramasse dans le creux de la » source.

» Je n'ai pas eu occasion d'en faire l'analyse, » mais l'odeur du soufre que ces eaux répandent, la » noirceur qu'elles communiquent à l'argent qu'on y. » met tremper et la qualité des croûtes qui s'atta-» chent au côté des murailles, et qui, étant jetées sur » des charbons ardens, s'enflamment et répandent une

» forte odeur , ne permettent pas de douter que ces
» eaux n'en contiennent beaucoup et que ce soufre
» mêlé à l'eau n'y soit tenu en dissolution par des
» sels propres à être volatilisés. »

Telles sont les expressions si approbatives et saisissantes dont se servait l'illustre professeur et que le temps a complètement justifiées. La célébrité de ces eaux est aujourd'hui incontestable et généralement consacrée par les cures merveilleuses qu'elles ont opérées (1).

Plus tard , M. le docteur *Delettre*, qui en était le médecin-inspecteur , et que la mort a trop tôt enlevé à la science dont il était l'espoir , nous a laissé de précieuses et savantes observations sur ces eaux.

Il est néanmoins à désirer que M. le Préfet du Gard , appréciant cet établissement thermal à sa juste valeur , intervienne auprès de M. le Ministre de l'Agriculture et du Commerce à l'effet de favoriser son développement dans les conditions que comporte son importance sous le rapport si essentiel de son utilité réelle.

DE LA PRÉPARATION AUX BAINS

ET

DU RÉGIME HYGIÉNIQUE A SUIVRE.

C'est dans la belle saison et alors que la température s'est graduellement échauffée, que le prin-

---

(1) M. le docteur *Boissière*, de Saint-Hippolyte, mort récemment, a écrit une savante dissertation sur les eaux de Fonsanche, qui n'a pas peu contribué à les faire apprécier et confirmer ainsi l'opinion si décisive du professeur Astruc.

temps régénérateur dispose notre organisation à participer au mouvement de la nature qui semble renaître, que nous devons nous rendre aux bains, c'est-à-dire du mois de mai à celui d'octobre.

Il est urgent qu'avant son départ le malade consulte son médecin, par les conseils duquel il se sera déterminé à suivre ce mode curatif, afin qu'il soit prédisposé par une purgation en cas d'embarras des premières voies, ou saigné s'il est pourvu d'un tempérament fort et pléthorique.

Il pourrait se faire que, sans ces précautions indiquées par la prudence, le malade se verrait forcé de suspendre les bains.

C'est toujours après un sommeil tranquille qu'il convient de se baigner ; on en comprendra les effets salutaires qui sont dans le calme de toute l'économie qui accepte le bénéfice entier de l'immersion. Le malade se donne ainsi un puissant auxiliaire dont le secours ne se fait pas attendre et qui ajoute énormément à l'efficacité du remède. On peut ainsi prendre jusqu'à deux bains par jour ; mais comme cette circonstance est généralement exceptionnelle, c'est au médecin-inspecteur qu'il appartient seulement d'en régler l'emploi selon qu'il le juge convenable, soit en raison de l'organisation du malade, de la gravité de l'affection et de la soumission aux prescriptions imposées.

Il convient de prendre les bains à la température de 27 à 28 degrés Réaumur ; si elle était plus élevée on pourrait craindre une congestion cérébrale, le malade se trouvant d'abord dans un état d'angoisse pénible, le pouls élevé et la respiration gênée. Si, au contraire, le malade ressent du froid dans le bain il doit s'empresser d'en sortir parce qu'il en neutraliserait l'effet en y restant, et qu'il en pourrait résulter de graves inconvéniens, entr'autres la répercussion des humeurs produites sous la forme d'éruption et que l'eau chaude peut seule favoriser.

En résumé, il serait imprudent de s'exposer à l'air en sortant du bain, il faut se couvrir et rester au lit pendant une heure qui suffira pour en continuer les heureux effets et rendre au corps son état naturel.

Il n'est que malheureusement trop vrai que des personnes auxquelles on a ordonné l'usage d'une eau minérale se rendent arbitres de leur propre conduite et pensent qu'il n'y a qu'à boire, à se baigner et que tout ira bien. Elles n'ont pas besoin d'un homme instruit pour les guider dans la quantité de la boisson, des alimens, dans l'exercice, ou bien, elles s'en rapportent *aux différens donneurs d'avis* qui fourmillent auprès des sources minérales, et qui ne connaissent ni la médecine ni les eaux. Pour retirer de son voyage tout le succès qu'on a lieu d'en attendre, il faut consulter fréquemment le médecin-inspecteur, lui faire part des effets des eaux, et suivre ses conseils.

Essayons de tracer les préceptes généraux qui doivent servir de base de conduite aux buveurs d'eau et aux baigneurs.

L'établissement thermal est situé dans les plus heureuses conditions de salubrité. L'air y est pur et c'est la plus essentielle de toutes; nous recommandons spécialement aux malades de renouveler souvent celui de leur appartement, ainsi que d'éviter avec soin la transition trop brusque du chaud au froid, comme du sec à l'humide.

Un verre d'eau à jeûn agit toujours puissamment sur les voies digestives et prédispose l'estomac à accepter un aliment léger accompagné d'un peu de vin vieux, mais en très-petite quantité. Le café et le chocolat, par leur nature astringente, doivent presque toujours être repoussés, sauf certains cas d'habitude que le médecin-inspecteur doit seul apprécier.

Les viandes tendres, rôties, grillées ou bouillies, du poisson frais et des légumes cuits au gras seront les seuls alimens permis. Des fruits bien mûrs et des confitures composeront les desserts. Le café ne sera accordé qu'aux exigences de certaines habitudes.

Le soir, on doit souper légèrement pour assurer le repos de la nuit et disposer l'estomac à recevoir, par sa vacuité, les eaux, le lendemain matin ; on s'en tiendra donc, soit aux légumes, aux potages, ou aux œufs, ou seulement aux compotes de fruits.

Ces prescriptions, assez générales pourtant, excluent les viandes noires, salées, le gibier, les ragoûts, la salade, la pâtisserie, les fruits crus et acides, les fromages salés et les liqueurs.

L'exercice est extrêmement favorable en ce qu'il maintient la transpiration, mais il faut qu'il soit modéré et réduit à des promenades qui ne donnent aux malades que la distraction sans fatigue.

DES BOUES.

Les boues minérales forment des espèces de bains qui ne diffèrent des bains minéro-thermaux que par la consistance des matières qui les composent : formées de terres molles argileuses et imprégnées de substances minérales que les eaux entraînent avec elles, leurs propriétés sont en général plus actives, probablement parce que les principes minéralisateurs des eaux sont plus concentrés avec les matières terreuses, et que la terre molle exerce une pression plus considérable en raison de sa consistance sur le corps qu'on y plonge.

On les emploie en cataplasme sur la partie malade; on se sert aussi en topique de la glairine, matière végéto-animale que déposent en grande quantité les eaux sulfureuses de Fonsanche.

Un point de vue bien essentiel pour l'appréciation de cet établissement thermal, c'est la similitude de ses eaux avec celles des eaux Bonnes, dans les Basses-Pyrénées; analysées séparément elles ont démontré contenir les mêmes principes minéraux et aux mêmes titres; seulement la température des eaux Bonnes ont trois degrés d'élévation, dans la température, de plus que les nôtres, ce qui dépend de certaines circonstances, entièrement étrangères à la vertu curative des eaux, provenant des dispositions de terrains avoisinans et de leur composition. Ce fait très-réel est suffisamment et victorieusement démontré par le grand nombre de malades qui en ont obtenu leur guérison, soit dans les affections cutanées, soit aussi dans les douleurs rhumatismales. Les maladies de poitrines y ont été toujours traitées avec un grand succès.

Nous ne terminerons pas cet aperçu sans constater une dernière condition, d'autant plus frappante qu'elle constitue à elle seule un privilége acquis à l'établissement de Fonsanche. C'est que l'eau provient d'une source jaillissante, claire, limpide et dégagée de tout sédiment. Ce qui lui attribue une incontestable supériorité sur plusieurs établissemens d'eaux minérales qu'on n'obtient que par des puits et au moyen des pompes aspirantes. Ces eaux sont généralement troubles, saturées de parcelles terreuses qui inspirent la répugnance, sans en atténuer toutefois les qualités d'une manière essentielle.

M. Cazalet, propriétaire de cet intéressant établissement, est dans l'obligation d'augmenter son local, en raison de l'accroissement de sa clientèle. Il se propose de le rendre agréable aux baigneurs par tous les moyens en son pouvoir. La position topographique est des plus heureuses ; les sites variés, l'air frais et pur, et d'autant plus favorable aux malades qu'il n'a pas l'inconvénient d'une température humide, aussitôt après le coucher du soleil et dans les premières heures de la matinée.

On ne saurait trop appuyer sur cette circonstance précieuse aux malades qui peuvent ainsi, et sans danger, jouir du bienfait de la promenade, sans contrarier en rien les prescriptions médicales.

Plus de mille personnes atteintes plus ou moins grièvement de diverses maladies sont venues chercher la santé dans cet établissement, dans la dernière saison seulement. On ne lira pas sans intérêt les observations recueillies sur les circonstances les plus essentielles des maladies.

Première Observation.

M. Renouard, chevalier de la Légion-d'Honneur, de Calvisson, âgé de cinquante ans, d'un tempérament bilioso-nerveux, était atteint, depuis environ quatre mois, d'une mentagre qui s'était étendue depuis le cou jusqu'aux arcades zygomatiques, qui lui rendait la physionomie hideuse.

Cette maladie, à ce que je crois, et d'après ce qu'il m'en a raconté, lui était venue à la suite d'une insolation, bien que lui-même pensât que cette affreuse éruption provînt d'un rasoir malpropre employé à le raser, étant à Nimes.

Un examen plus approfondi de sa situation me ramena, contre ses convictions, à mon sentiment primitif, que c'était un coup de soleil. Sur le conseil de M. le docteur Fontaine, son estimable médecin, il vint faire usage de nos eaux.

Il était triste, découragé, et rien ne pouvait le distraire de sa noire mélancolie.

Je lui ordonnai un bain chaque jour et le matin, et de boire un litre d'eau de la source avec un jus de citron.

Les premiers bains restèrent sans résultat extérieur. Ce ne fut que le dixième jour que je crus convenable d'ajouter à ce traitement l'application des boues sur les parties affectées, les tenant toujours humectées avec l'eau de la fontaine. Dès la levée de la première application, il se détacha des croûtes écailleuses qui mirent à découvert des pustules ; le quatorzième jour, je lui fis couper les poils de la barbe avec des ciseaux, opération qui facilita la chute des croûtes.

Ces applications furent continuées, avec les bains et la boisson, jusqu'au vingtième jour, époque à laquelle le malade se trouva mieux ; c'est alors que cet état de sombre tristesse l'abandonna et qu'il reprit son humeur habituelle, empreinte de bienveillance et d'une douce gaîté.

La circulation du sang avait repris son cours régulier, le principe humoral était vaincu.

2ᵉ Observation.

Le jeune fils de M. Chambon, chevalier de la Légion-d'Honneur, président du Tribunal civil de Nimes, âgé d'environ neuf ans, était affecté d'une dermatose sous le genou gauche ; après avoir fait usage de dépuratifs ordonnés par M. Pleindoux, son estimable médecin, il se décida, d'après ses conseils, à venir aux bains de Fonsanche.

Je lui conseillai, indépendamment de l'usage des bains, les lotions continuelles avec l'eau de la source, sur la partie affectée.

Il prenait, dans son bain, un verre de cette eau mêlée avec du lait. L'éruption dartreuse diminua graduellement tous les jours, mais les progrès dans la guérison étaient contrariés par la légèreté de l'enfant qui n'attachait pas à mes prescriptions le sérieux et la gravité nécessaires. Je me décidai alors à lui ordonner quelques douches qui produisirent l'effet que j'en attendais, en complétant son traitement, et le vingt-cinquième jour, le père et le fils quittèrent Fonsanche à leur entière satisfaction.

3ᵉ Observation. (1)

M. Amenlier, de Nimes, âgé d'environ soixante ans, d'un tempérament pituiteux, fut atteint, il y a environ huit mois, d'une fluxion de poitrine qui fut traitée avec beaucoup de succès par M. le docteur Fontaine. A la suite d'une application réitérée de vésicatoires imposée par la situation périlleuse du malade, apparut un ecthyma qui lui envahit tout le corps. C'est dans ce triste état, et huit mois après le développement de l'éruption, que les eaux de Fonsanche lui furent conseillées.

Je l'examinai avec attention et ne lui épargnai point mes questions sur l'historique de sa maladie et des temps antérieurs. Je désespérais du succès que j'avais jusque-là obtenu avec la plupart des autres malades confiés à mes soins ; tout son corps n'était qu'une plaie couverte de croûtes jaunes et épaisses. Je le mis à l'usage des bains, des lotions et de la limonade faite avec l'eau de la source.

---

(1) Au moment de mettre sous presse, je viens d'apprendre que l'ecthyma vient de se développer de nouveau, mais avec beaucoup moins d'intensité, et j'espère que cette année l'intéressant malade guérira pour toujours de cette cruelle éruption ; au reste, je le lui avais prédit et mes prévisions n'ont point été trompées.

Je fus lui faire une visite le lendemain de son premier bain et restai agréablement surpris de voir une partie de ses croûtes se détacher et laisser le derme en complète dénudation.

L'amélioration graduelle dans ce traitement fut de tous les jours, et je commençai à le soumettre à l'usage des douches, le vingt-septième jour. Il put alors faire des promenades journalières. Il reprit le sommeil, lui qui, pendant huit mois, n'avait goûté que de rares instans de repos, contesté par des souffrances et démangeaisons cruelles. Ce fut le cinquantième jour qu'il fut guéri, et démentît ainsi les pénibles prévisions de ses amis.

4ᵉ Observation.

Voici un exemple que l'on ne saurait trop recommander à l'attention des praticiens.

La nommée Malbois, de Nimes, était atteinte depuis dix-huit ans d'un ulcère variqueux à chaque jambe, et qui faisaient le tour du pied aux malléoles. Ces ulcères étaient profonds ; plusieurs médecins avaient été consultés, et, malgré des soins soutenus par un traitement énergique, rien n'établissait une guérison probable ; les jambes étaient horriblement engorgées, la marche empêchée.

En désespoir de cause, on lui conseilla les bains ; elle arriva à Fonsanche au mois d'août 1842.

Après huit jours consacrés à se baigner régulièrement, je fis appliquer sur les parties ulcérées des boues qui produisirent un admirable effet, et d'un jour à l'autre son état devenait sensiblement meilleur et satisfaisant. Elle buvait journellement de l'eau de la source.

Elle était en voie de guérison certaine lorsque des circonstances impérieuses la forcèrent de quitter l'établissement. Elle passa l'hiver à Nimes et revint de nouveau au mois d'août 1843. Je lui ai de nouveau donné mes soins ; je lui prescrivis les bains entiers, les douches sur les plaies, l'application des boues pendant la nuit, et j'eus bientôt la satisfaction de voir les ulcères cicatrisés, et la malade, peu favorisée de la fortune, en état de reprendre un travail indispensablement nécessaire à son existence.

5e Observation.

M. Giraud, mon honorable collègue de Lasalle, dont le fils était sujet à des atteintes graves de croup, presque périodiques à six mois d'intervalle, le conduisit à Fonsanche pendant deux saisons consécutives ; il lui fit prendre chaque fois quinze bains, lui administrait l'eau de la source coupée avec du lait, et ce traitement tout simple a eu pour résultat de préserver ce jeune adulte des atteintes d'une maladie dont les violens accès laissent trop souvent en défaut toutes les ressources de l'art.

6e Observation.

M. Quarante, capitaine d'état-major au 2e régiment du génie, était atteint depuis longues années d'un prurigo insupportable. Il y avait déjà quelques années qu'il fréquentait les bains des Pyrénées sans y avoir trouvé de soulagement. Il vint enfin prendre les bains à notre source, et après un mois de séjour il s'est trouvé parfaitement guéri ; il aurait été à désirer même qu'il y fût revenu, et j'espère avec lui qu'il obtiendra un congé pour revenir consolider sa santé qui était depuis bien longtemps chancelante.

7ᵉ Observation.

M. Mayole, médecin, habitant St-Laurent-le-Mi-
nier, où il vivait en propriétaire plus que dans
l'exercice de sa professien, étant atteint d'un catarrhe profond, se décida, malgré les instances de sa
famille pour l'en empêcher, à raison de son grand
âge, à venir prendre les eaux de Fonsanche. Il y
arriva dans un état alarmant : il était extrêmement
suffoqué, l'expectoration était difficile et rare, on
craignait même que son existence ne fût compromise.

Installé dans sa chambre il demanda immédiate-
ment à boire de l'eau de la source, on lui en apporta
avec du lait. Il renouvela la dose convenable à chaque heure ; l'expectoration s'établit et devint si
abondante que le malade, d'abord soulagé, guérit au
bout de quinze jours d'un catarrhe profond qu'il
avait depuis quelques mois.

Il faut ajouter à cette observation que M. Mayole
ne fit en cette circonstance aucun usage des bains.

8ᵉ et Dernière Observation.

Le nommé Joseph Lalandet, dit Méry, contre-
maître de M. Dombre, à sa fabrique de Caissargues,
était atteint d'une sciatique à la jambe gauche depuis
environ huit mois. Son tempérament était pléthorique ; il vint prendre nos bains, je lui pratiquai
une forte saignée le lendemain de son arrivée, et dès
le dixième jour la douleur disparut. Il quitta l'établissement le quinzième, entièrement guéri.